BEI GRIN MACHT SICH IHR WISSEN BEZAHLT

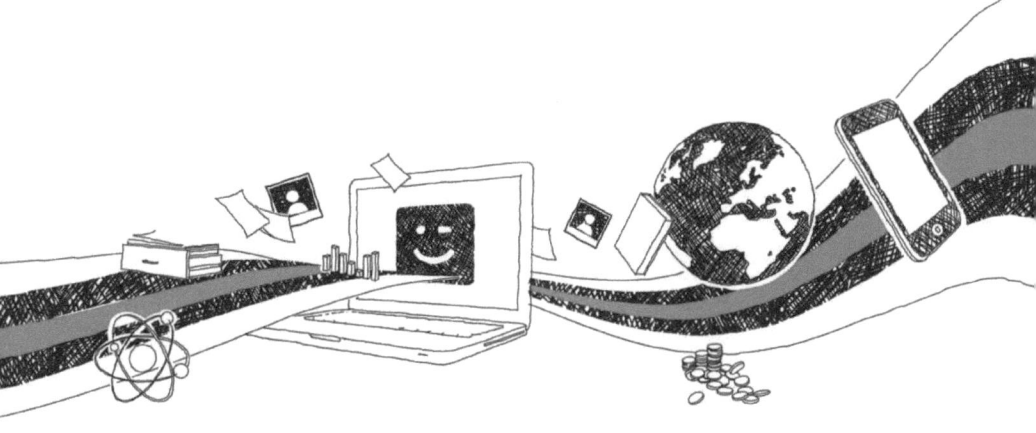

Eva-Maria Schmidt

Konzeption, Implementierung und Verbreitung der Balanced Scorecard

GRIN Verlag

Bibliografische Information der Deutschen Nationalbibliothek:

Die Deutsche Bibliothek verzeichnet diese Publikation in der Deutschen National-
bibliografie; detaillierte bibliografische Daten sind im Internet über http://dnb.d-
nb.de/ abrufbar.

Impressum:

Copyright © 2008 GRIN Verlag GmbH
Druck und Bindung: Books on Demand GmbH, Norderstedt Germany
ISBN: 978-3-656-74188-6

GRIN - Your knowledge has value

Der GRIN Verlag publiziert seit 1998 wissenschaftliche Arbeiten von Studenten, Hochschullehrern und anderen Akademikern als eBook und gedrucktes Buch. Die Verlagswebsite www.grin.com ist die ideale Plattform zur Veröffentlichung von Hausarbeiten, Abschlussarbeiten, wissenschaftlichen Aufsätzen, Dissertationen und Fachbüchern.

Besuchen Sie uns im Internet:

http://www.grin.com/

http://www.facebook.com/grincom

http://www.twitter.com/grin_com

Konzeption, Implementierung, Verbreitung der Balanced Scorecard

Eva-Maria Schmidt

Inhaltsverzeichnis

Abkürzungsverzeichnis

BSC	Balanced Scorecard
DIN	Deutsches Institut für Normung
DRG	Diagnosis Related Groups
EFQM®	European Foundation for Quality Management
EN	Europäische Norm
GKV	Gesetzliche Krankenversicherung
GRV	Gesetzliche Renteversicherung
GUV	Gesetzliche Unfallversicherung
ISO	International Organization for Standardization
KTQ®	Kooperation für Transparenz und Qualität im Krankenhaus
KZ	Kennzahl
KVP	Kontinuierlicher Verbesserungsprozess
MDK	Medizinischer Dienst der Krankenkassen
NPO	Non-Profit-Organisation
NRW	Nordrhein- Westfalen
PDCA	Plan- Do- Check- Act
QMS	Qualitätsmanagementsystem
ROCE	Return on core equity
SGB V	Sozialgesetzbuch Fünftes Buch: Gesetzliche Krankenversicherung
SGB XI	Sozialgesetzbuch Elftes Buch: Soziale Pflegeversicherung
HeimG	Heimgesetz

Einleitung

"Veränderung ist das Gesetz des Lebens. Und diejenigen, die nur die Vergangenheit oder die Gegenwart betrachten, werden ganz sicher die Zukunft verpassen" (John F. Kennedy).

Diese Aussage ist auch für viele Einrichtungen im Gesundheitswesen, die zunehmend vor neue Herausforderungen gestellt werden, zutreffend. Der derzeit schon immense Kostendruck der auf den einzelnen Einrichtungen lastet, wird weiter zunehmen. Weiterhin steigt der Konkurrenzdruck, der Einrichtungen untereinander stetig an. Es gilt, Veränderungen in den bestehenden Strukturen zu schaffen, um auch zukünftig überleben zu können (vgl. Bündnis Gesundheitsreform 2000, n.d.). Die Entwicklung von Strategien und die Nutzung von Instrumenten zur konsequenten Umsetzung sind dabei als wesentliche Faktoren zu sehen.

Die Balanced Scorecard, vereinfacht als ausbalanciertes Kennzahlensystem übersetzt, ist ein Managementinstrument, welches die Umsetzung einer Unternehmensstrategie unterstützen kann. Eine Studie der Horváth und Partners Management – Beratung bei großen und mittelständigen Unternehmen hat ergeben, dass Unternehmen die mit der BSC arbeiten erfolgerreicher sind als Wettbewerber (vgl. Horváth und Partner Consulting, 2005). Die Balanced Scorecard, ursprünglich von S. Kaplan und R. Norton für Unternehmen der privaten Wirtschaft entwickelt, wird mittlerweile weltweit auch von öffentlichen Einrichtungen angenommen und umgesetzt (vgl. Kaplan & Norton, 2001, S. 119). Auch im deutschen Gesundheitswesen, insbesondere in Krankenhäusern, findet die Balanced Scorecard, wenn auch noch vereinzelt, ihren Einsatz (vgl. Reisner, 2003, S.35).

In der folgenden Arbeit wird die Theorie der Balanced Scorecard dargestellt und weiterhin auf die Verbreitung der Balanced Scorecard im Gesundheitswesen und die grundsätzliche Eignung dieses Managementinstruments für Non- Profit- Organisationen eingegangen.

1 Definition der Balanced Scorecard

Balanced Scorecards bilden ein Management-System, welches Ziele und Messgrößen aus unterschiedlichen Perspektiven zusammenführt und damit das Management mit dem für den Unternehmenserfolg im Wettbewerb notwendigen Instrumentarium versorgt. Sie übersetzen die Unternehmensmission und Unternehmensstrategie in ein übersichtliches System zur Leistungsmessung. Die Leistung wird als Gleichgewicht (Balanced) zwischen unterschiedlichen Perspektiven auf einer Anzeigetafel (Scorecard) angezeigt (Conrad, 2001, S.14).

2 Konzeption der Balanced Scorecard

Die Balanced Scorecard wurde Anfang der neunziger Jahre an der Harvard Business School von Robert S. Kaplan und David P. Norton (1997, S VII-X) entwickelt. Anlass der Entwicklung war, dass sich die meisten Unternehmen einzig und allein auf die Finanzperspektive, die lediglich vergangene Ereignisse reflektiert, fokussierten und sich kaum mit anderen, nicht finanziellen Maßstäben auseinander setzten. Die Balanced Scorecard wurde dementsprechend aus einer ähnlichen Problematik heraus entwickelt, wie sie momentan im deutschen Gesundheitswesen zu finden ist.

Das wesentliche Ziel der Balanced Scorecard ist es, Strategien so zu definieren, dass sie im operativen Handeln des Unternehmens umgesetzt werden können (vgl. Töpfer, 2000, S.165). Anhand der Mission, Vision und Strategie eines Unternehmens werden Ziele entwickelt, die den einzelnen Perspektiven der Scorecard (Finanz-, Kunden-, Prozess- und Entwicklungsperspektive) zugeordnet werden. Die Mission, das Leitbild eines Unternehmens, formuliert, wie das Unternehmen in der Öffentlichkeit wahrgenommen werden möchte. Die Vision ist dabei das Leitziel eines Unternehmens, das heißt, die Vision klärt die Frage, was das Unternehmen in den nächsten Jahren erreichen will und dient dazu den Mitarbeitern die lang- und mittelfristigen Ziele eines Unternehmens zu verdeutlichen (vgl. Friedag & Schmidt, 2000, S. 91-93). Die Strategie hingegen beschreibt, mit welchem Aufwand und Mitteln diese Ziele erreicht werden sollen (vgl. Conrad, 2001, S.43). Um die Überwachung und Planung der strategischen Ziele zu gewährleisten, werden ihnen innerhalb der einzelnen Perspektiven finanzielle und nicht finanzielle Kennzahlen zugeordnet, die zur Überprüfung der festgesetzten Zielwerte dienen. So wird gewährleistet, dass der Erfolg der Strategie messbar und kontrollierbar ist.

Des Weiteren werden den einzelnen Zielen individuelle Maßnahmen zugeordnet, um die Umsetzung der Strategie in konkrete Aktionen zu gewährleisten. Kaplan und Norton (1997, 222- 239) betonen immer wieder die Wichtigkeit dieses Aspekts. Ohne die Übersetzung der Strategie in konkrete Aktionen verliert die gesamte Balanced Scorecard ihren Nutzen.

Die Ziele und Kennzahlen der Balanced Scorecard werden aus einem top-down Prozess hergeleitet (vgl. Kaplan & Norton, 1997, S.10). Abbildung 1 verdeutlicht dies. Hieraus wird erkenntlich, dass ein Unternehmen zunächst seine Vision und Strategie festgelegt haben muss, bevor überhaupt mit der Balanced Scorecard gearbeitet werden kann. Die Balanced Scorecard ist somit kein Instrument zur Strategiefindung, kann aber durch ihr Konzept durchaus helfen, die Strategie eines Unternehmens zu konkretisieren, umzusetzen und zu überwachen. Die Balanced Scorecard soll nicht als ein reines Kennzahlensystem, sondern als ein variables, strategisches Managementsystem verstanden werden, welches das Handeln einer Gruppe auf ein gemeinsames Ziel ausrichtet (vgl. Friedag & Schmidt, 2000, S.23- 27). Da der Begriff des Managementinstruments in der Betriebswirtschaftslehre sehr weit gefächert ist, ist die Balanced Scorecard auch als „strategisches Steuerungs-Kennzahlensystem" definiert (vgl. Gladen, 2003, S. 203). Der Unterschied der Balanced Scorecard zu einem reinen Kennzahlensystem besteht im Wesentlichen darin, dass sie die Vision und Strategie eines Unternehmens in Ziele, Kennzahlen und konkrete Maßnahmen übersetzt. Die Kennzahlen sollen zur Formulierung und Kommunikation der Unternehmensstrategie dienen und nicht, wie sonst üblich, ausschließlich zur Bewertung vergangener Leistungen (vgl. Kaplan & Norton, 1997, 8-9 o. S.20-25).

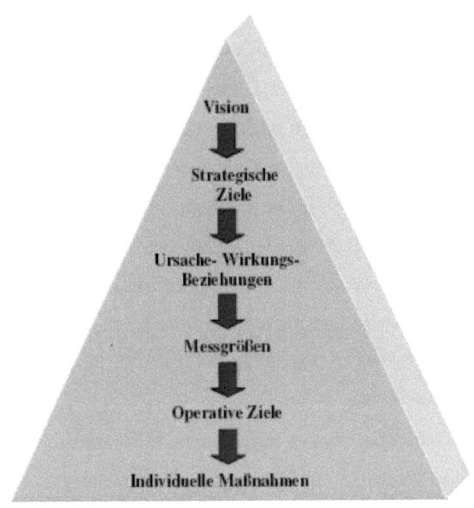

Abbildung 1: Top- Down Prozess der Balanced Scorecard
(nach Klump & Zug, 2003, S.20)

3 Die vier klassischen Perspektiven der Balanced Scorecard

Die Balanced Scorecard besteht, wie vorgenannt, aus vier klassischen Perspektiven (vgl. Abb. 2). Diese vier Perspektiven sind jedoch nur als eine Art Schablone zu verstehen und nicht als starres Raster. Für einige Unternehmen kann es sinnvoll sein, zusätzliche Perspektiven hinzuzufügen, bestimmte Perspektiven abzuwandeln oder gänzlich auszulassen.

Es sollte jedoch beachtet werden, dass das Zufügen neuer Perspektiven nur sinnvoll ist, wenn sie zum Erfolg der Geschäftsstrategien beitragen (vgl. Kaplan & Norton, 1997, S.34). Den vier Perspektiven wird in der Scorecard die Aufgabe zugeteilt, ein ausgewogenes Verhältnis zwischen allen relevanten Aspekten herzustellen, die zum Unternehmenserfolg beitragen. Die konkrete Auseinandersetzung mit den einzelnen Perspektiven bei der Ableitung von strategischen Zielen, Messgrößen und Zielwerten und strategischen Aktionen soll verhindern, dass bei der Ableitung und Verfolgung der Ziele zu einseitig gedacht wird (Horváth & Partner, 2001, S.26).

FINANZ PERSPEKTIVE

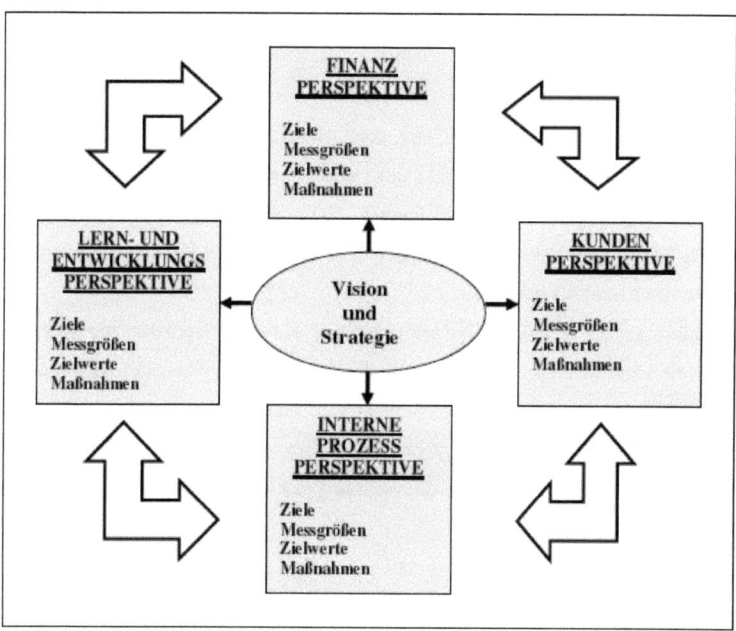

Abbildung 2: Perspektiven der Balanced Scorecard
(nach Kaplan & Norton,1997,S.9)

3.1 Die finanzwirtschaftliche Perspektive

Die finanzielle Perspektive bildet den Ausgangspunkt der Scorecard. Die Verbesserung der finanziellen Leistung ist, so Kaplan und Norton (1997, S.46), oberstes Ziel eines Unternehmens. Somit dienen die Ziele und Kennzahlen der anderen Perspektiven zur Erreichung dieses (End-) Ziels. Alle Kennzahlen der Balanced Scorecard sollten zumindest zu einer finanziellen Kennzahl in Bezug stehen. Die Kennzahlen der finanzwirtschaftlichen Perspektive sind immer mit Rentabilität verbunden. Kennzahlen der Finanzperspektive können z.b. Cashflow und Eigenkapitalrendite sein.

Die finanziellen Kennzahlen müssen in Bezug zur Strategie stehen, das heißt sie müssen aufzeigen, ob die Leistungen erreicht werden, die von der Strategie erwartet werden (vgl. Kaplan & Norton, 1997, S.46-49).

Auch wenn Kaplan und Norton darauf hinweisen, dass nur die Betrachtung der finanziellen Perspektive nicht ausreicht, um ein Unternehmen langfristig zum Erfolg zu führen, kann auf diese Perspektive doch nicht verzichtet werden. Kein Unternehmen kann langfristig überleben, ohne die Finanzen zu berücksichtigen. Welche strategischen Ziele bezüglich der Finanzperspektive relevant sind, ist jedoch unternehmensabhängig.

3.2 Die Kundenperspektive

Die Kundenperspektive beschäftigt sich mit den Anforderungen und Wünschen der Kunden. Dies ist notwendig, da die Erreichung der finanziellen Ziele abhängig vom Verhalten des Kunden ist (vgl. Horváth & Partner, 2001, S.27). Die Umsätze, die durch Verkauf von Produkten und/oder Dienstleistungen erwirtschaftet werden dienen, somit zur Erfüllung der finanzwirtschaftlichen Ziele.

Neben der Ermittlung der Kundenanforderung hat die Kundenperspektive die Aufgabe Marktsegmente zu identifizieren, in denen sich das Unternehmen verstärkt positionieren will. Somit hat die Kundenperspektive zwei Sichtweisen. Zum einem setzt sie sich mit der Frage auseinander, wie der Kunde das Unternehmen sehen soll und zum anderen mit der Fragestellung, welche Kundengruppen das Unternehmen gewinnen möchte (vgl. Horváth & Partner, 2001, S.37).

Typische Kennzahlen der Kundenperspektive sind unter anderen Kundentreue, Kundenzufriedenheit und Kundenerhaltung. Es sollte jedoch beachtet werden, dass hier auch spezifische Kennzahlen Berücksichtigung finden können, die ausdrücken, was das Unternehmen in den einzelnen Marktsegmenten erreichen und welche Werte es den Kunden vermitteln möchte. Diese Kennzahlen können beispielsweise die Wartezeit ermitteln und so Ergebnisse aufzeigen, die Aufschluss darüber geben, warum Kunden sich vom Unternehmen entfernen oder aber dem Unternehmen treu bleiben (vgl. Kaplan & Norton, 1997, S. 24-25).

3.3 Die interne Prozessperspektive

Durch die interne Prozessperspektive erkennt das Unternehmen kritische Prozesse, in denen es sich verbessern muss. Die Kennzahlen und Ziele dieser Perspektive erfassen die

Prozesse, die den größten Einfluss auf die Erreichung der Ziele der Finanz- und Kundenperspektive haben. Somit können die Ziele dieser Perspektive erst festgelegt werden, nachdem die konkreten Ziele für die Kunden- und Finanzperspektive identifiziert und formuliert worden sind.

Dies ermöglicht es Unternehmen, auch die erfolgskritischen Prozesse zu erkennen, die noch gar nicht vorhanden sind und erst entwickelt werden müssen, um gegenwärtige und zukünftige Kundenwünsche zu erfüllen (vgl. Kaplan & Norton, 1997, S.25). Zentrale Bedeutung kommt bei der Analyse von internen Prozessen der so genannten Wertkette (vgl. Abb.3) zu. Durch diese wird das Erkennen von aktuellen und zukünftigen Kundenwünschen und deren Befriedigung unterstützt. Die Wertkette setzt sich aus drei Hauptprozessen zusammen: Innovation, betriebliche Prozesse und Kundendienst.

Der Innovationsprozess beschäftigt sich mit den Wünschen der Kunden und der Schaffung von Produkten oder Dienstleistungen, die auf diese Wünsche ausgerichtet sind. Der Betriebsprozess dient zur Erstellung der gewünschten Produkte und Dienstleistungen, die dann an den Kunden geliefert werden. Der Kundendienst erbringt Serviceleistungen, nachdem die Kunden ihre Produkte oder Dienstleistungen erhalten haben. Dieser Teil der Wertkette ist bedeutend, da die Kunden-Lieferantenbeziehung häufig nicht unmittelbar nach dem Kauf abgeschlossen ist (vgl. Kaplan & Norton, 1997, S. 92-103). So kann zum Beispiel die Auseinandersetzung mit Reklamationsgründen und Beschwerden auch dazu dienen, mehr Informationen über die Kundenwünsche zu erhalten (vgl. Conrad, 2001, S. 22).

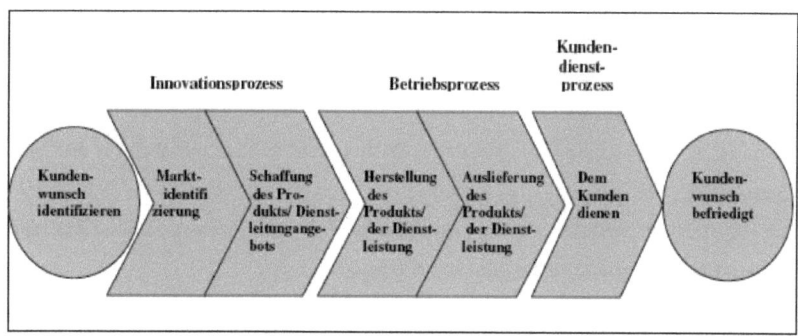

Abbildung 3: Das generische Wertkettenmodell
(nach Kaplan & Norton, 1997, S. 93)

3.4 Die Lern- und Entwicklungsperspektive

Die Ziele der Lern- und Entwicklungsperspektive beziehen sich auf das Potenzial, welches ein Unternehmen besitzen muss, um die Ziele der drei oben beschriebenen Perspektiven zu erreichen. Alle Ziele dieser Perspektive dienen somit zur Erfüllung der Ziele der anderen Perspektiven.

Zwischen dem gewollten und tatsächlich vorhandenen Potenzial eines Unternehmens sind oft große Lücken auszumachen. Um diese Lücken zu schließen, gilt es, die Schwachstellen zu identifizieren und Investitionen zu tätigen, die dem entgegenwirken. Um langfristig überleben

zu können, ist es wichtig, nicht nur in Forschung und Entwicklung, sondern auch in die Infrastruktur eines Unternehmens, wozu Personal, Systeme und Prozesse gehören zu investieren (vgl. Kaplan & Norton, 1997, S. 121). Kaplan und Norton (1997, S. 122- 130) thematisieren für diese Perspektive besonders das Potenzial der Mitarbeiter, das hinsichtlich der Zufriedenheit und Fähigkeiten zu fördern ist.

4 Ursache-Wirkungsbeziehungen

Die Ursache-Wirkungskette (vgl. Abb. 4) stellt einen zentralen Bestandteil der Balanced Scorecard da. „Die Kette von Ursache und Wirkung sollte sich durch alle vier Perspektiven der Balanced Scorecard ziehen ….Die verschiedenen Kennzahlen auf einer Balanced Scorecard sollten aus einer Verknüpfung von Zielen und Kennzahlen bestehen, die sowohl beständig, als auch wechselseitig verstärkend wirken." (Kaplan & Norton, 1997, S. 28).

Wird ein Ziel innerhalb der Scorecard erreicht, hat das zwangsläufig Auswirkungen auf andere Ziele. Die Ziele müssen also aufeinander abgestimmt sein und sollten so gewählt sein, dass sie alle zur Verbesserung der finanziellen Leistung führen. Dies gilt auch für die Ziele und Kennzahlen der anderen, nicht-monetären Perspektiven. Die Ziele und deren Beziehungen untereinander müssen auf allen Ebenen durch die Ursache-Wirkungsbeziehungen zusammenhängen (vgl. Klump & Zug, 2003, S.24).

Durch die Ursache-Wirkungskette wird unter anderem das gemeinsame Verständnis der Strategie und das funktionsübergreifende Denken gefördert (vgl. Horváth & Partner, 2001, S.180).

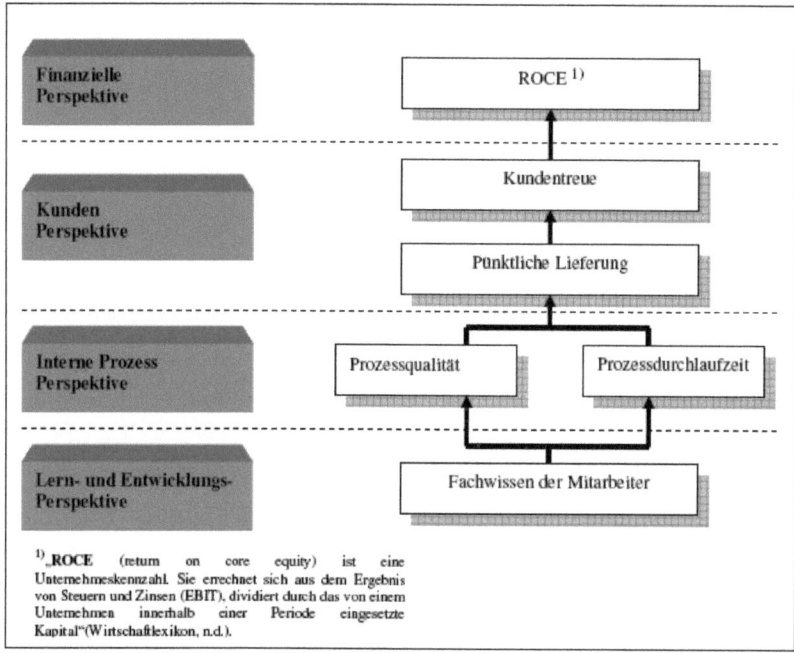

Abbildung 4: Ursache- Wirkungskette in der Balanced Scorecard
(nach Kaplan & Norton, 1997, S. 29)

5 Messgrößen, Zielwerte und Maßnahmen

Eine Balanced Scorecard sollte aus einer Mischung von Ergebniskennzahlen und Leistungstreibern bestehen. Ergebniskennzahlen sind Spätindikatoren und spiegeln wider, ob die Endziele der Strategie erreicht worden sind. Leistungstreiber hingegen sind Frühindikatoren, die zum einen vermitteln, wie die Ergebnisse erreicht werden sollen, und zum anderen dem Management eine rechtzeitige Gegensteuerung ermöglichen (vgl. Reisner, 2003, S. 29). Eine Ergebniskennzahl, misst beispielsweise die Zufriedenheit der Patienten. Die Zufriedenheit der Patienten ist als Ergebnis bestimmter Maßnahmen zu sehen. Ein Leistungstreiber hingegen misst z.b. die Wartezeit, und zeigt auf, ob diese den gesetzten Anforderungen entspricht. Entspricht die Wartezeit nicht den Vorgaben, kann dies Auswirkungen auf die Zufriedenheit der Patienten haben.

Horváth, Gaiser und Vogelsang (2005, S.163) schreiben: „Das herausragende Kriterium bei der Messgrößenauswahl ist, ob durch die Messgröße das Verhalten der Betroffenen in die strategisch gewünschte Richtung gelenkt wird."

Eine weiterer wichtiger Aspekt ist, zu beachten, dass die Messgrößen der Balanced Scorecard sich sowohl mit qualitativen als auch mit quantitativen Faktoren auseinander setzten müssen. Alle für den Erfolg relevanten Faktoren müssen erfasst werden, und dazu zählen neben den leicht zu erfassenden Messwerten wie z.b. Marktanteil und Auslastungsgrad auch Faktoren wie Image und Mitarbeiterzufriedenheit (vgl. Horváth & Partner, 2001, S.47).

Prinzipiell sollte bei der Auswahl von Kennzahlen darauf geachtet werden, dass ausschließlich unkomplizierte Kennzahlen genutzt werden und dass, wenn etwas was nicht messbar ist, keine Maßnahmen ergriffen werden es dennoch zu versuchen (vgl. Reisner, 2003, S.75).

Mit der Auswahl der Kennzahlen sollte erst dann begonnen werden, wenn absolute Klarheit über die Ziele herrscht. Die Kennzahlen können zwar helfen die Ziele zu konkretisieren, nützen jedoch nichts, wenn die Ziele die falschen sind (vgl. Horváth & Partner, 2001, S.47).

Nach Kaplan und Norton (1997, S. 156) können für eine einzige Balanced Scorecard durchaus 20 bis 25 Kennzahlen relevant sein, womit auf eine Perspektive etwas vier bis sieben Kennzahlen kommen. Dadurch aber, dass die Kennzahlen alle auf eine Strategie ausgerichtet und durch die Ursache-Wirkungskette miteinander verknüpft sind, ist ihre Anzahl ohne größere Bedeutung.

Kennzahlen sind ohne Zielwerte nutzlos. Die Zielwerte legen den konkreten Soll-Zustand fest, der erreicht werden soll. Durch sie wird erst es ermöglicht, die Kennzahlen als Steuerungsinstrument zu Erreichung und Kontrolle der Ziele zu nutzen. Die Zielwerte für die Kennzahlen werden in der Regel über einen Zeitraum von drei bis fünf Jahren festgelegt (vgl. Horváth & Partner, 2001, S. 217). Bei der Bestimmung von Zielwerten sollte darauf geachtet werden, dass deren Erreichung realistisch ist und dass das richtige Anspruchsniveau gefunden wird. Wenig Ansporn geben Zielwerte, die zu leicht zu erreichen sind, wogegen zu hoch gesetzte Zielwerte leicht demotivieren können. Weiterhin sollten Zielkonflikte vermieden werden, dass heißt es sollten keine Zielwerte formuliert werden die sich gegenseitig ausschließen (vgl. Horváth & Partner, 2001, S. 51).

Zielwerte sollten so bestimmt werden, dass, wenn das Datum der Zielerreichung über ein Jahr hinausgeht, durch Etappenziele kontrolliert werden kann (vgl. Kämpf, Hinkel, Katzelnik & Weigel, 2001). Es sollte dementsprechend ein Gleichgewicht zwischen kurzfristigen und langfristigen Zielen herrschen.

Um die Zielwerte erreichen zu können, müssen Maßnahmen zur Umsetzung und Verantwortlichkeiten ermittelt werden. Die notwendigen strategischen Aktionen müssen direkt den einzelnen Zielen zugeordnet werden. Das heißt für jedes Ziel müssen konkrete

Maßnahmen entwickelt werden, um die Zielwerte zu erreichen. Das Vernachlässigen einzelner Ziele kann unter Umständen dazu führen, dass die gesamte Balanced Scorecard ihren Nutzen verliert, denn, wie schon erwähnt, hat das Erreichen eines Zieles innerhalb der Scorecard auch Auswirkungen auf das Erreichen andere Ziele, da sie alle Teil der Ursache-Wirkungskette sind (vgl. Horváth & Partner, 2001, S. 52-55).

6 Umsetzung der Unternehmensstrategie – Der Implementierungsprozess einer Balanced Scorecard

Für den Implementierungsprozess einer Scorecard in ein Unternehmen gibt es unterschiedliche Vorschläge und Schemata. Im Wesentlichen unterscheiden sich diese von der Anzahl der Phasen. Im Folgenden soll eines der gängigsten Modelle (vgl. Abb. 5), wenn nicht anders gekennzeichnet in Anlehnung an Horváth & Partner (2001, S.63-72), beschrieben werden, welches sich in fünf Phasen gliedert. Der Implementierungsprozess gestaltet sich auch hier wieder nach dem Top-Down–Prinzip.

Im nächsten Kapitel soll auch auf die wesentlichen Besonderheiten bei der Implementierung der Balanced Scorecard in den einzelnen Institutionen im Gesundheitswesen eingegangen werden, die eine Modifizierung der einzelnen Phasen notwendig machen.

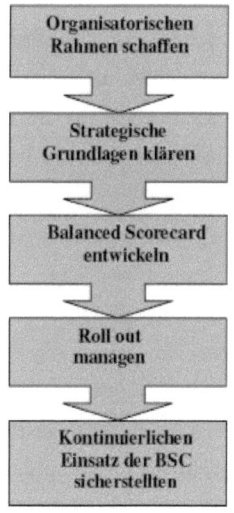

Abbildung.5: Fünf- Phasen Modell der Implementierung
(Eigene Darstellung: nach Horváth & Partner, 2001, S. 63-72)

6.1 Phase 1: Organisatorischen Rahmen für die Implementierung schaffen

In dieser Phase sollten zunächst die Unternehmenseinheiten benannt werden, für die eine Scorecard entstehen soll. Hier sind Besonderheiten in einzelnen Institutionen des Gesundheitswesens zu berücksichtigen. Für Krankenhäuser scheint es sinnvoll, die Balanced Scorecard auf weitere Unternehmenseinheiten herunter zu brechen, wie z.b. auf einzelne Fachabteilungen, Zentren oder Kliniken. Für Alten- und Pflegeheime kann es ebenfalls sinnvoll sein, Scorecards für die einzelnen Bereiche zu entwickeln. Beispielsweise wenn innerhalb eines Heimes unterschiedliche Pflegeschwerpunkte vorhanden sind, wie etwa Pflege von Wachkomapatienten und/oder Pflege von Demenzkranken.

Für Arztpraxen und andere kleinere Unternehmen, wie beispielsweise ambulante Dienste, scheint dies weniger sinnvoll, da hier, aufgrund der Größe, in der Regel keine weiteren Unternehmenseinheiten vorhanden sind.

Innerhalb dieser Phase wird weiterhin ein Projektplan erstellt, ggf. eine Modelleinheit benannt und es werden die für die Unternehmensstrategie relevanten Perspektiven ausgewählt. In den einzelnen Einrichtungen des Gesundheitswesens kann die Relevanz bestehen, zum Teil von den vier Perspektiven nach Kaplan und Norton abzuweichen.

6.2 Phase 2: Strategische Grundlagen klären

Während dieser Phase liegt der Fokus auf der Schaffung von strategischen Grundlagen. Dies geschieht üblicherweise durch die Führungsebene eines Unternehmens. Bedeutend ist hier, dass ein einheitlicher Konsens unter den Managern bezüglich der Strategie herrscht. Die Vision und Strategie sollte unter anderem folgende Fragen beantworten: Was ist unser Kerngeschäft? Wie wollen wir in den Augen unsere Kunden gesehen werden?

Grundsätzlich ist die Aussage zu beachten: „ Strategie ist Chefsache". Wichtig zu beachten ist jedoch, dass gerade in kleineren Institutionen im Gesundheitswesen häufig keine klare Abgrenzung zwischen Fach- und Managementaufgaben stattfindet (Stoll, 2003, S. 39-40). Dies macht es häufig schwierig, die Verantwortlichen zu benennen. Um dem entgegen zu wirken ist es wichtig im Vorfeld die Zuständigkeiten klar zu regeln.

In einem kleinen Betrieb, wie z.B. der Arztpraxis, kann es sich beispielsweise anbieten, innerhalb einer Fortbildungs- und Einführungsveranstaltung gemeinsam mit den Mitarbeitern eine Vision zu formulieren (vgl. Frank, 2005, S. 52). In Krankenhäusern dagegen wird dies in der Regel ausschließlich durch die Führungsebene geschehen. Diese kann sich zusammensetzen aus Verwaltungsdirektor, Pflegedienstleitung, Chef- und Oberärzten sowie Mitgliedern des Personalrates (vgl. Conrad, 2001, S. 71). Im Altenheim werden dies vorrangig Heimleiter, Pflegedienstleitung und Mitarbeiter aus der Pflege in führenden Positionen, wie Wohnbereichsleitungen, sein.

6.3 Phase 3: Balanced Scorecard entwickeln

Sind die organisatorischen Grundlagen geschaffen, geht es darum, Ziele aus der Strategie abzuleiten. Dies geschieht üblicherweise zunächst für die Finanz- und Kundenperspektive und anschließend für die Prozess- und Entwicklungsperspektive (vgl. Kaplan & Norton, 1997, S. 11).

„Die Ableitung der strategischen Ziele hat die höchste Bedeutung. Denn auch die besten Messgrößen werden nicht viel nutzen, wenn die zugrunde liegenden Ziele die Strategie nicht richtig beschreiben" (Kämpf, et.al., 2001).

Sind die strategischen Ziele für die einzelnen Perspektiven identifiziert, geht es darum, zwischen den Zielen eine Ursache-Wirkungs-Beziehung aufzubauen.

Sind die Ursache-Wirkungs-Beziehungen aufgebaut, erfolgt in einem weiteren Schritt die Auswahl von geeigneten Messgrößen und anschließend die Definition von Zielwerten.

Im letzten Schritt dieser Phase werden Maßnahmen bestimmt, die zur Erreichung der Zielwerte führen. Diese Phase ist für alle Institutionen im Gesundheitswesen gleich und ohne Besonderheiten durchzuführen.

6.4 Phase 4: Roll out managen

Diese Phase dient dazu, die Scorecard nun auf nach geordnete Unternehmenseinheiten herunter zu brechen. Das Vorgehen aus Phase 3 wird nun bei allen ausgewählten Organisationseinheiten durchgeführt.

Hier sollte, bezogen auf das Gesundheitswesen, wieder beachtet werden, dass bei einigen Einrichtungen keine spezifischen Scorecards für Unternehmenseinheiten notwendig sind und eine Scorecard durchaus ausreichend ist. Ist dies der Fall, kann diese Phase ausgelassen werden. Für Einrichtungen wie Krankenhäuser ist es wichtig, dass die spezifischen Unternehmenseinheiten ihren Blick immer auf die nächst übergeordnete Ebene und BSC lenken, um eine einheitsspezifische Balanced Scorecard zu formulieren. Jede Unternehmenseinheit sollte sich die Frage stellen welchen, Beitrag sie zur (Gesamt-) Zielerreichung leisten kann.

6.5 Phase 5: Kontinuierlichen Einsatz der Balanced Scorecard sicherstellen

In dieser fünften und letzten Phase erfolgt die Einbindung der Balanced Scorecard an das bestehende Steuerungs- und Managementsystem. Hierzu ist ein Controlling nötig, welches die

Umsetzung der strategischen Aktionen prüft und in die operative Planung mit einfließen lässt. Dies bezieht sich auch auf die Budgetierung. Dies ist unter anderem notwendig, um zu ermitteln, welche Ressourcen bereitgestellt werden können, um die Umsetzung der Maßnahmen zu gewährleisten.

Weiterhin müssen die Daten der Kennzahlen regelmäßig ausgewertet werden und in das Berichtswesen mit einfließen, um der gesamten Organisation die Ergebnisse zu vermitteln. Ein wichtiger Aspekt ist es, die strategischen Ziele und deren Erreichung immer wieder zu überprüfen. Durch die Perspektiven der Scorecard wird es möglich, nicht nur die finanziellen Ziele auf ihre Erreichung hin zu überprüfen, sondern auch die Ergebnisse, der Kunden, internen Prozesse und Entwicklung zu kontrollieren.

7 Die Balanced Scorecard in Non- Profit Organisationen

Ein Großteil der Einrichtungen im Gesundheitswesen sind Unternehmen die ohne Streben nach Gewinnen agieren und gemeinnützige Ziele verfolgen. Diese werden als Non- Profit-Organisationen (NPOs) bezeichnet. So berufen sich Kraus und Stegarescu (2005, S. 15) auf eine Studie des statistischen Bundesamtes von 2001/ 2002, aus der hervorgeht, dass sich 63% der allgemeinen Krankenhäuser und 92% der Pflegeheime unter der Obhut einer freien Trägerschaft befanden, wobei der Anteil der NPOs, gegenüber den der privaten Träger, meistens größer ist. Da Kaplan und Norton die Balanced Scorecard für Unternehmen mit einem erwerbswirtschaftlichen Charakter entwickelten, soll an dieser Stelle kurz, auf die grundsätzliche Eignung der BSC für NPOs eingegangen werden und die Frage geklärt werden, ob gegebenenfalls eine Modifizierung der zuvor vermittelten Grundlagen vorgenommen werden muss.

Bei Profitorganisationen stehen hauptsächlich finanzielle Ziele im Vordergrund, was sich auch im Aufbau der BSC widerspiegelt. Die Ziele der Finanzperspektive stehen im Vordergrund und sind, wie schon erwähnt, als Endziele aller anderen Ziele zu sehen. Hier liegt der wesentlichste Unterschied zu Non- Profit- Organisationen.

Non- Profit- Einrichtungen legen den Fokus ihrer Ziele in der Regel nach den Interessen ihrer Kundengruppen fest. Die Ziele einer NPO sind somit in erster Linie Sachziele. Sachziele befassen sich mit Leistungszielen einer Einrichtung, bezogen auf die Erstellung von Dienstleistungen und Güter einer bestimmten Art, Menge und Qualität (vgl. Online-Verwaltungslexikon, n.d.). Die Einhaltung der finanziellen Ziele wird häufig als Rahmenbedingung gesehen (vgl. Brüggemann, 2007, S.41).

Im Gegensatz zu Unternehmen mit einem erwerbwirtschaftlichen Charakter, die in der Regel eine Gewinnmaximierung als Ziel anstreben, verfolgen NPOs eher die Vermeidung von

Überschuldung und Liquidität als Ziele innerhalb der finanziellen Perspektive. Im Vordergrund steht hier die Frage, wie die finanzielle Basis gesichert werden kann, um die Sachziele zu erfüllen (vgl. Lange & Lampe, n.d, S.5).

Weiterhin ist die Strategiefindung bei NPOs durch gesetzliche und politische Rahmenbedingungen häufig eingeschränkt. Dies wird am Beispiel von städtischen Krankenhäusern deutlich, die in erster Linie den Versorgungsauftrag zu erfüllen haben, der ihnen vorgeschrieben wird (Greulich, Onetti, Schade, & Zaugg, 2005, S.49).

Durch die Schilderung der oben genannten Unterschiede zu Profit-Organisationen wird deutlich, dass die Balanced Scorecard für NPOs gegebenenfalls einer Anpassung bedarf. In Non- Profit- Einrichtung stellt sich häufig die Problematik dar, dass Geldgeber und Empfänger der Leistung nicht ein und dieselbe Person sind. Diese Problematik ist jedoch nicht nur in NPOs anzutreffen, sondern fast in allen Institutionen des Gesundheitswesens. Häufig stellt sich hier die Frage, welche Gruppe nun an die Spitze der Scorecard gestellt werden soll. Es besteht die Möglichkeit, sowohl die Geldgeber als auch die Leistungsempfänger an die Spitze der BSC zu setzen. Denkbar ist auch, ausschließlich die Kundenperspektive in den Vordergrund zu stellen (vgl. Kaplan & Norton, S. 120- 142). Jedoch, so wichtig das Wohl der Kunden auch ist, kann ohne Berücksichtigung der Finanzen kein Unternehmen handlungsfähig bleiben (vgl. Koch, 2003, S.3-5). Es sollte daher genau überlegt werden, welche Perspektive an die Spitze der BSC gestellt wird.

Betrachtet man die grundsätzliche Eignung der Balanced Scorecard für NPOs, kann festgestellt werden, dass sie aufgrund ihrer verschiedenen Sichtweisen (Perspektiven) für diese ebenso geeignet ist, wie für Profitorganisationen. Weiterhin können die Perspektiven flexibel an die Besonderheiten der einzelnen Einrichtungen angepasst werden. Jedoch ist für NPOs häufig eine stärkere Anpassung nötig, da sie sich in komplexen Tätigkeitsbereichen und Umfeldern bewegen. Jede Einrichtung, dies gilt jedoch sowohl für Profit- als auch Non-Profit Einrichtungen, muss eine individuelle Ausgestaltung der Balanced Scorecard vornehmen.

8 Verbreitung der Balanced Scorecard im Gesundheitswesen

Da es über die Verbreitung der BSC im deutschen Gesundheitswesen keine Untersuchungen oder ähnliches gibt, sind in diesem Kapitel ausschließlich Annahmen beschrieben, die sich auf die Anzahl der gefundenen Literatur während dieser Arbeit berufen. Die einzige gefundene empirische Untersuchung zur Verwendung der Balanced Scorecard im Gesundheitswesen, wurde von Klump und Zug (2002, S. 29-33) durchgeführt. Von 80 ausgesandten Fragebögen an Krankenhäuser in NRW wurden 22 ausgefüllt zurück geschickt. Bei der Auswertung zeigte sich, dass nur 13,6 % der befragten Häuser mit der Scorecard arbeiteten. Da sich diese Befragung jedoch ausschließlich auf Krankenhäuser in NRW bezieht und die Rücklaufquote sehr gering ist, kann diese Untersuchung nicht als repräsentativ für das gesamte deutsche Gesundheitswesen angesehen werden.

Für die Literatursuche dieser Arbeit wurden diverse Datenbanken im Internet genutzt (unter anderem „Pubmed", „Dimdi", „Metager" und „ Google"). Weiterhin wurde in den Datenbanken der Bibliotheken nach geeigneten Veröffentlichungen gesucht. Schlagwörter, die dabei unter anderem genutzt wurden, waren: „BSC und Strategie im Gesundheitswesen", und

„Balanced Scorecard in der Pflege". Die Suche wurde dann nach und nach spezifisch auf die einzelnen Sektoren des Gesundheitswesens herunter gebrochen. Dabei wurden Veröffentlichungen in Bezug auf den Einsatz der Balanced Scorecard in Krankenhäuser, Altenheimen, und Arztpraxen gesucht. Hierbei wurde schnell deutlich, dass der Großteil der Veröffentlichungen vornehmend aus dem stationären Krankenhaussektor kommt. Für Arztpraxen und Altenheime war nur eine sehr begrenzte Anzahl an geeigneter Literatur auszumachen. Die folgende Tabelle soll dies verdeutlichen. Die inhaltlichen Angaben stellen dabei nur einen Ausschnitt der Literatursuche dar.

Institution	Suchmaschine	Schlagwörter	Treffer
Krankenhaus	Metager	"Balanced Scorecard Krankenhaus"	67
Altenheim	Metager	"Balanced Scorecard Altenheim"	50
Arztpraxis	Metager	" Balanced Scorecard Arztpraxis"	48
Krankenhaus	Google	"Balanced Scorecard Strategie Krankenhaus"	33.800
Altenheim	Google	"Balanced Scorecard Strategie Altenheim"	566
Arztpraxis	Google	" Balanced Scorecard Strategie Arztpraxis"	641
Krankenhaus	Dimdi	"Balanced Scorecard Krankenhaus"	37
Altenheim	Dimdi	"Balanced Scorecard Altenheim"	0
Arztpraxis	Dimdi	"Balanced Scorecard Arztpraxis"	0
Krankenhaus	Digitale Suchmaschine der FH- Münster	"Balanced Scorecard Krankenhaus"	8
Altenheim	Digitale Suchmaschine der FH- Münster	"Balanced Scorecard Altenpflege"	2
Arztpraxis	Digitale Suchmaschine der FH- Münster	" Balanced Scorecard Arztpraxis"	0

Tabelle 1: Literaturrecherche (eigene Darstellung)

Warum in der Literatur momentan hauptsächlich Krankenhäuser in Verbindung mit der Balanced Scorecard zu finden sind, ist fraglich. Der Bedarf neuer Steuerungsinstrumente im Gesundheitswesen lässt sich nicht nur auf diesen Sektor beschränken.

Schaut man sich das Leistungsangebot über den Internetauftritt, von Unternehmensberatungen im Gesundheitswesen an (unter anderen des Zentrums für Europäisches Qualitätsmanagement (ZEQ) und der In-Vivio GmbH), ist die Entwicklung und Implementierung einer Balanced Scorecard häufig Teil des Leistungsspektrums. Dies lässt darauf schließen, dass der Bedarf und die Nachfrage in den einzelnen Bereichen durchaus vorhanden sind.

Welchen genauen Umfang die Verbreitung der Scorecard im Gesundheitswesen einnimmt, ist schwer zu benennen. Es lassen sich jedoch Rückschlüsse in Bezug, wie vorgenannt, auf die gefundene Literatur ziehen. So scheint der Einsatz der Scorecard in Krankenhäusern, insbesondere an Universitätskliniken, stetig zuzunehmen, in anderen Sektoren jedoch, insbesondere im ambulanten Sektor der Arztpraxen, scheint der Anteil noch enorm gering zu sein.

Weitere Informationen zu diesem Thema finden Sie in: „Anwendung der Balanced Scorecard in Einrichtungen des Gesundheitswesens" von Eva- Maria Schmidt.
ISBN: 978-3-638-04533-9
http://www.grin.com/de/e-book/90442/

Literaturverzeichnis (inklusive weiterführender Literatur)

Agens Consulting [Internet]. Die Balanced Scorecard in Banken – agens Studie 2006.Verfügbar unter: http://www2.agens.com/data/agens_/PDFs/agens_studie_bsc_in_banken_summary. pdf [15.11.2006].

Bachert, R. & Richter, S. (2005). Balanced Scorecard in der Altenpflege konkret. Kissingen: WEKA MEDIA GmbH & Co. KG

Borgers, P. & Schmidt, R. (2002). Die Balanced Scorecard als Steuerungsinstrument im Krankenhaus. Betriebswirtschaftliche Forschung und Praxis, 2, 101-117.

Börkircher, H. (2004). „Balanced Scorecard"(BSC)- Ein umfassender Führungs- und Steuerungsansatz für die Praxis. In Börkircher, H.(Hrsg.), Betriebswirtschaftliche Praxisführung für Ärzte (S.197-2003). Berlin: Springer

Börkircher, H. & Gensler, H. (2005a). Die Balanced Scorecard (BSC) – Teil 5. Ein Managementinstrument zur Mitarbeiterführung. Zahnarzt Wirtschaft Praxis, 5, 24-29.

Börkircher, H. & Gensler, H. (2005b). Die Balanced Scorecard (BSC) - Teil 6. Zufriedenheit der Patienten steigern. Zahnarzt Wirtschaft Praxis, 6,16-22.

Börkircher, H. & Gensler, H. (2005c). Die Balanced Scorecard (BSC) - Teil 8. Sicherung der Qualität in der Praxis. Zahnarzt Wirtschaft Praxis, 9, 22-28.

Börkircher, H. & Hofmann, L. (2005). Die Balanced Scorecard (BSC) – Teil 3. Die Perspektive „Privat". Zahnarzt Wirtschaft Praxis 7+8, 20-23.

Brüggemann, C. (2007). Entwicklung einer Balanced Scorecard in der Altenpflege. Saarbrücken: VDM Verlag Dr. Müller e.K. und Lizenzgeber.

Bündnis Gesundheitsreform 2000 [Internet]. Bundesweites Positionspapier der Gesundheitsberufe für ein patientengerechtes Gesundheitswesen. Verfügbar unter: http://www.aekno.de/htmljava/b/buendnismeldung.asp?id=17

Carsten, A. / Hankeln, C. & Lohmann, R. (2004). Entwicklung und Implementierung von Strategien im Krankenhaus mit Hilfe der Balanced Scorecard. Journal für Anästhesie und Intensivbehandlung, 1, 98 – 104.

Conrad, H-J. (2001). Balanced Scorecard als modernes Managementsystem im Krankenhaus. Kulmenbach: Baumann

Czap, H. / Hopp, Fr.-P. & Winkel, St. (2000). Niedrige Kosten sind für den Erfolg des Krankenhauses nicht alles. Führen und Wirtschaften im Krankenhaus, 3, 250- 253.

Ermisch, S. / Gronwald, S. / Heflik, R. / & Schneyink, D. (2007). „Wir pflegen uns, wenn wir alt sind"...und wer kümmert sich um Sie? Stern, 44, 183-195.

Fischbach, P. & Spitaler, G. (2004). Balanced Scorecard in der Pflege. Stuttgart: Kohlhammer GmbH

Frank, M. (2005). Qualitätsmanagement in der Arztpraxis- erfolgreich umgesetzt (2.Auflage). Stuttgart: Schattenauer GmbH

Friedag, R. & Schmidt, W. (2000). Balanced Scorecard- Mehr als ein Kennzahlensysten (2.Auflage). Freiburg: Rudolf Haufe

Frielingsdorf, G. (2005) [Internet]. Praxisführung mit der Balanced Scorecard. Verfügbar unter: http://frielingsdorf-partner.de/files/public/pdf/FFP_Artikel_AEZ_2005_13.pdf [01.10.2007)

Gladen, W. (2003). Kennzahlen und Berichtssysteme. Grundlagen zum Performance Measurement (2.Auflage). Wiesbaden: Verlag Dr. Th. Gabler GmbH

Greulich, A. / Onetti, A. / Schade, V. & Zaug, B. (2005). Balanced Scorecard im Krankenhaus. Von der Planung bis zur Umsetzung. Heidelberg: Verlagsgruppe Hüthig Jehle Rehm GmbH

Heberer, M./ Imark, P./ Bogdan, B./ Freiermuth, O./ Hurlebaus, T./ Juhaz, E. & Bodoly, A. (2002). Welche Kennzahlen braucht die Spitalführung? Konzept und Anwendung der Balanced Scorecard. Schweizerische Ärztezeitung, 9, 425-434.

Hausegger, V. (2005) [Internet]. Professionelles Ordinations – Marketing: Mit der Analyse fängt alles an. Medical Tribune, 7, 14-15.

Henke, D. & Göpffarth, D., (2005). Das Krankenhaus als betriebswirtschaftliches System. In Hentze, J., Huch, B. und Kehrers Erich (Hrsg.), Krankenhaus-Controlling. Konzepte, Methoden und Erfahrungen aus der Krankenhauspraxis (S.2 –31), (3.Auflage). Kohlhammer: Stuttgart

Horvàth & Partner (Hrsg.) (2001). Balanced Scorecard umsetzen (2. Auflage). Stuttgart: Schäffer -Poeschel

Horvàth & Partner Consulting (2005) [Internet]. Balanced – Scorecard- Studie 2005. Verfügbar unter:
http://www2.horvath-partners.com/Studien-Detailseite.555.0.html?&L=0&tx_horvathpublications_pi1[showUid]=156&tx_horvathpublications_pi1[backPid]=141&tx_horvathpublications_pi1[pointer]=0&cHash=55574fe2a e [15.09.2007].

Horváth, P./ Gaiser, B. & Vogelsang, P. (2005). Quo vadis Balanced Scorecard? Implementierungserfahrungen und Anregungen zur Weiterentwicklung. In: Hahn, D.& Taylor, B. (Hrsg.), Strategische Unternehmensplanung- Strategische Unternehmensführung (S.151-171), (9.Auflage).Berlin: Springer Verlag

Infosozial (2007) [Internet]. Pflegebericht 2007: MDK stellt Verbesserungen in allen Leistungsbereichen fest. Verfügbar unter: http://blog.info-sozial.de/2007/09/12/pflegebericht-2007-mdk-stellt-verbesserung-in-allen-leistungsbereichen-fest/ [31.10.2007].

In-Vivo GmbH (n.d.) [Internet]. Strategische Geschäftsfelder im Gesundheitsbereich. Verfügbar unter: http://www.in-vivo.info/strat_geschaeftsfelder.pdf [04.09.2007].

Juris (n.d.) [Internet]. Heimgesetz. Verfügbar unter: http://bundesrecht.juris.de/heimg/BJNR018730974.html [18.10.2007].

Kaplan, R.S. & Norton, D.P. (1997). Balanced Scorecard. Strategien erfolgreich umsetzen. (P. Horváth, B.Kuhn-Würfel & C. Vogelhuber, Übers.). Stuttgart: Schäffer- Poeschel (Original erschienen 1996: The Balanced Scorecard. Translating Strategy into Action).

Kaplan, R.S. & Norton, D.P. (2001). Die Strategie- Fokussierte Organisation. Führen mit der Balanced Scorecard. (P. Horváth & D. Kralj, Übers.). Stuttgart: Schäffer- Poeschel (Original erschienen 2001: The strategy focused organisation)

Kaper, C. & Kapser, N. (n.d.) [Internet]. Kontinuierliches Qualitätsmanagement mit einer KTQ- basierten Balanced Scorecard. Verfügbar unter: http://www.zeq.de/pix/pdf/01_08_07_Beitrag_Pflege_Management_KTQ_Balanced%20 Scorecard_050601.pdf [25.10.2007].

Kämpf, R. / Hinkeln, A. / Katzelnik, O. & Weigel, A. (2001) [Internet]. Impelmentierung der Balanced Scorcard Teil 2. Verfügbar unter: http://www.ebz-beratungszentrum.de/organisationen/bsc-teil4.html [15.09.2007]

Koch, C., (2003) [Internet]. Welches Controlling benötigen Nonprofit- Organisationen? Verfügbar unter: http://www.bfs-service.de/Fachbeitraege/OC-NPO.pdf [31.09.2007].

Kraus, M., Stegarescu, D., (2005). Non-Profit-Organisationen in Deutschland – Ansatzpunkte für eine Reform des Wohlfahrtstaates. Mannheim: Zentrum für Europäische Wirtschaft GmbH. Dokumentation Nr. 05- 02. Download unter: ftp://ftp.zew.de/pub/zew- docs/docus/dokumentation0502.pdf [15.10.2007].

Klump, M. & Zug, S. (2003). Iconomic paper No 7: Managementinovation im Gesundheitswesen. Praxisevolution und Fallbeispiel zur Anwendung der Balanced Scorecard im Krankenhausmanagement. Leipzig: inomic GmbH

KTQ a (n.d.) [Internet]. Verfügbar unter: http://www.ktq.de/ktq_ueber_uns/index.php [02.11.2007].

KTQ b (n.d.) [Internet]. Verfügbar unter:
http://www.ktq.de/ktq_pflegeeinrichtungen/index.php [02.11.2007].

KTQ c (n.d.) [Internet]. Kurzbeschreibung des Zertifizierungsverfahrens. Verfügbar unter:
http://www.ktq.de/ktq_media/pdf_2006/Verfahrenskurzbeschreibung_01_2006.pdf

Ruhaltinger, J. (2007).Praxisführung: Neue Perspektiven. Ärztemagazin, 14, S. 34 – 38.

Lange, W. & Lampe, S. (2002). Balanced Scorecard als ganzheitliches Führungsinstrument
in Non- Profit- Organisationen. Kostenrechnungpraxis, 2, S. 101- 108.

Lange, W. (n.d.) [Internet]. Controlling im DRK am Praxisbeispiel des DRK-
Landesverband Westfalen- Lippe e.V.. Verfügbar unter: http://www.lv-westfalen-
lippe.drk.de/bbs/controlling.pdf [22.09.2007]

Lehmeier, P.J, (2004). Notwenigkeit und Grundsätze einer betriebswirtschaftlich orientierten
Praxis. In Börkircher, H., Betriebswirtschaftliche Betriebsführung für Ärzte (S.3-10).
Berlin: Springer

Liedtke, J. (n.d) [Internet]. Kritische Würdigung von Balanced Scorecard Konzepten.
Verfügbar unter:http://www.competence-
site.de/controlling.nsf/AttachShow!OpenFrame&
attachfile=/controllingnsf/999ACD257561B5C5C1257qq700405C85/$File/Kritische_Wu
erdigung_BSC_2.0.pdf [05.11.2007].

Online-Verwaltungslexikon [Internet]. Verfügbar unter: http://www.olev.de/ [10.09.2007].

Poniewaz, E. (n.d.) [Internet]. Mit der Balanced Scorecard den Zielhafen erreichen.
Verfügbar unter: http://www.bfs-service.de/Fachbeitraege/BSC_Altenhilfe_BFS.pdf
[09.09.2007]

Reisner, S. (2003). Das integrative Balanced Scorecard Konzept. Die praktische Umsetzung
im Krankenhaus. Stuttgart: Kohlhammer

Schalk, J. (n.d.) [Internet]. Die Balanced Scorecard als Instrument zur Steuerung von
Seniorenzentren. Verfügbar unter:http://heimleiter.at/catit/pdf_usr/BalancedScorecard.pdf

Schneider, W.. (2005). Strategische Praxisführung. Zahnarzt Wirtschaft Praxis, 9, 14- 16.

Schöneberger, M. (2005). Strategisches Management im Krankenhaus. Schweizerische
Ärztezeitung, 9, 562- 573.

Sozialgesetzbuch V, [Internet]. Verfügbar unter: http://www.sozialgesetzbuch-
bundessozialhilfegesetz.de/_buch/sgb_v.htm [02.11.2007].

Sozialgesetzbuch XI, [Internet]. Verfügbar unter: http://www.sozialgesetzbuch-
bundessozialhilfegesetz.de/_buch/sgb_xi.htm [02.11.2007].

Stoll, B. (003). Balanced Scorecard für soziale Organisationen. Regensburg: Walhalla Fachverlag

Töpfer, A. (2000). Steuerung der Verwaltung durch Balanced Scorecard. In Töpfer, A. (Hrsg.), Die erfolgreiche Steuerung öffentlicher Verwaltungen. Von der Reform zur kontinuierlichen Verbesserung (S. 159-174). Wiesbaden: Dr. Th. Gable

Weidehammer, J. & Bahr, V. (2004). Wachstumsmarkt Pflegeeinrichtungen- Strategien zur Entfaltung im Wettbewerb. TCC Trans Clinic Consultants GmbH. Download unter: http://tcc-sb.de/quellen/TCC_WachstumPflege-korr.pdf

Wirtschaftslexikon (n.d.) [Internet]. Verfügbar unter: http://www.wirtschaftslexikon24.net/d/roce.htm

ZEQ (n.d.) [Internet]. Verfügbar unter: http://www.zeq.de/ktq/action/show/ebene/aaaaabab [04.09.2007].